DES NOMENCLATURES

ET

CLASSIFICATIONS

DERMATOLOGIQUES

Par le Dr DAUVERGNE père

Médecin de l'hôpital de Manosque
et des Épidémies de l'arrondissement de Forcalquier, etc.

PARIS,
G. MASSON, ÉDITEUR
LIBRAIRE DE L'ACADÉMIE DE MÉDECINE
Place de l'École-de-Médecine, 17.

1875

DES NOMENCLATURES

ET DES

CLASSIFICATIONS DERMATOLOGIQUES

DES NOMENCLATURES

ET

CLASSIFICATIONS

DERMATOLOGIQUES

Par le Dr DAUVERGNE père

Médecin de l'hôpital de Manosque
et des Épidémies de l'arrondissement de Forcalquier, etc.

PARIS,

G. MASSON, ÉDITEUR

LIBRAIRE DE L'ACADÉMIE DE MÉDECINE

Place de l'École-de-Médecine, 17.

1875

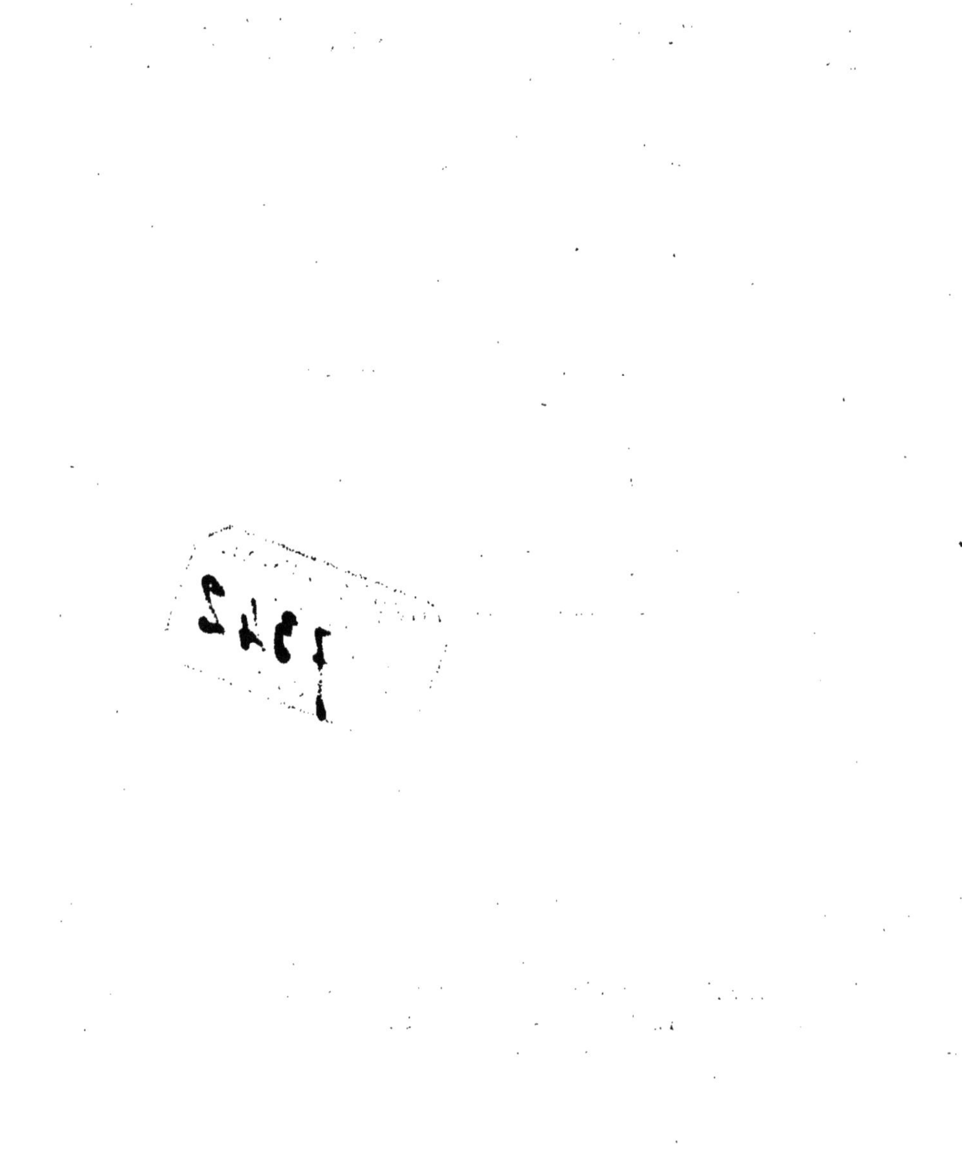

DES NOMENCLATURES

ET DÉS

CLASSIFICATIONS DERMATOLOGIQUES

Un aimable professeur de dermatologie, M. Lailler, par une interpellation spontanée, m'avait inspiré l'idée de faire l'histoire des médecins qui s'étaient occupés en France des maladies de la peau. Mais pour faire de ce mémoire un travail plus particulièrement utile, je traiterai des nomenclatures et des classifications des dermatoses, me bornant, chemin faisant, à rapporter quelques anecdotes relatives à mon maître, le baron Alibert, et à l'hôpital Saint-Louis. Je dirai donc qu'Alibert fut nommé médecin en chef de cet hôpital au commencement de ce siècle, 1807, à peu près en même temps que son ami Richerand en devint le chirurgien. Cet hôpital n'était alors qu'un réceptable d'incurables, et ce fut Alibert qui, en étudiant les maladies de la peau, créa sa célébrité. Il produisit son grand ouvrage à peu près en 1814, sans prétention alors de classification, mais avec un tel luxe de gravures, qu'il ne se trouve plus que dans les bibliothèques nationales. Je sus, en effet, qu'il y dépensa cent mille francs, qui avaient été la dot de sa femme, et qu'il fut obligé de rendre intégralement à la mort de celle-ci. Un tel ouvrage ne pouvait être classique ; mais Louis XVIII, en exil, le remarqua, et à sa rentrée en France, manda Alibert, qui devint son premier médecin ordinaire.

Malheureusement alors, Louis XVIII, malade, le retenait beaucoup auprès de lui, et ce roi littérateur et philosophe le pressa d'écrire pour les gens du monde sa physiologie des passions. Il négligea donc son hôpital et les maladies de la peau, et plus malheureusement encore il s'adjoignit Biett pour le suppléer autant que possible, le combla de bienfaits en tout genre, jusqu'à le faire nommer, chose inouïe, je l'ai déjà dit ailleurs, médecin de l'hôpital Saint-Louis avant qu'il fût docteur.

Une fois presque son égal à l'hôpital, pendant que son maître et son bienfaiteur était auprès du roi et occupé à écrire sa Physiologie, sa Thérapeutique, son Traité d'eaux minérales et sa Nosologie, alors que les cliniques, dit Gibert, étaient suspendues à l'hôpital Saint-Louis, Biett, trouvant les relations avec l'Angleterre rétablies par l'effet de la paix qu'amena la Restauration, alla chercher le système de Willan. Il le proclama inspiré par les principes anatomiques qui commençaient à être de mode, et n'eut pas de peine à s'entourer d'élèves, qui le croyaient, d'ailleurs, le continuateur d'Alibert, qui voyaient pour la première fois une classification des maladies de la peau se vantant de précision anatomique, capable, disait-on, de faciliter le diagnostic de ces affections si diverses, si multipliées, si neuves pour eux et pour tous. Le courant classique se dirigea donc vers les salles de Biett et le pas rétrograde, comme dit M. Rosanbum, fut emboîté. D'ailleurs, les élèves ne voyaient guère Alibert, encore moins son grand ouvrage ; ils ne cherchaient pas à approfondir la science ; ils trouvaient plus commode de prendre telle quelle celle qu'on leur présentait.

Cependant le roi Louis XVIII mourut ; Charles X qui lui succéda, jouissait d'une excellente santé, et malgré qu'Alibert fût toujours son médecin, qu'il fût obligé de suivre le roi à Saint-Cloud, d'aller coucher aux Tuileries, où je suis allé quelquefois le voir dans les combles du pavillon de Flore, il eut une bien plus grande liberté. Ses autres ouvrages, sauf sa Nosologie qu'il a laissée inachevée pour reprendre les maladies cutanées, étaient terminés et il se livra avec d'autant plus d'ardeur à la dermatologie, qu'il voyait avec peine que les élèves faisaient fausse route en suivant le système de Willan.

Quoique âgé alors, il se livra à cette rénovation avec une ardeur juvénile ; son cœur et son âme l'y entraînaient tout entier, et moi qui assistais à son discours d'ouverture, je n'ai pu sans émotion remarquer sa bonne et spirituelle figure, l'élan enthousiaste de son cœur, lorsqu'il termina, les larmes à l'œil, par ees phrases que l'on lit encore dans son ouvrage : « Quant à moi, messieurs, il n'y a qu'une chose que je souhaite avec passion, c'est de m'attacher vos cœurs en même temps que vos esprits. Vous le dirai-je ? J'ai fait, en quelque sorte, toute ma joie de ces recherches. Aucune parole ne peut vous rendre le bonheur que j'éprouve à vous rallier autour de mes doctrines. Je sens plus que jamais que je dois m'interdire tout repos ; car il faut bien que mon œuvre s'achève, pour que je puisse bien mériter de vous, et par conséquent de l'humanité. » Monographie des dermatoses, discours, p. LXXI.) Il disait vrai. Il y travaillait nuit et jour. Il avait imaginé une petite table pour pouvoir écrire dans son lit, lorsque la nuit il voulait consigner quelques réflexions ou profiter de ses heures d'insomnie.

C'était au commencement de l'été de 1828, sous les tilleuls du pavillon Gabrielle, qu'il donnait ses leçons, parce que l'amphithéâtre qu'on avait élevé uniquement à son usage était trop petit pour contenir la foule des élèves et surtout des médecins de toutes les nations qui venaient l'entendre. Seulement sa classification et sa nomenclature n'étaient pas alors entièrement achevées. Partant, l'arbre des dermatoses n'était qu'en projet. Nous y travaillions avec mon bien regrettable ami Bonnet, de Lyon, qui m'avait présenté à Alibert, et qui était mon professeur de dissection pendant que je lui donnais quelques leçons de peinture ; car, autant que possible, les élèves de l'hôpital Saint-Louis cherchaient à réaliser ces paroles de Voltaire : Demandez du feu à votre voisin pour le lui rendre le lendemain. Oui ! Bonnet déjà fort distingué, depuis illustre, ne trouvait pas si ridicule l'arbre des dermatoses. Lugol, lui-même, qui s'appelait volontiers l'élève d'Alibert, qui assistait souvent à ses leçons, disait au sujet de la première branche de cet arbre que le professeur divulgua tout d'abord (groupe des dermatoses dartreuses), que si les autres branches étaient faites avec autant de bonheur, ce serait une classification admirable. M. Rosambum n'a-t-il pas dit, depuis, qu'il avait composé la plupart de ses groupes avec bonheur ?

Il n'est donc pas exact de dire comme MM. Cazenave et Schédel, dans leur seconde édition, 1847 : « Par son enseignement brillant, le professeur Alibert avait bien attiré les regards sur l'hôpital Saint-Louis ; mais il n'avait pour ainsi dire que fait ressortir le côté pittoresque d'un sujet dont le sérieux semblait disparaître devant sa parole piquante et spirituelle. Cependant, depuis quelques années, un autre enseignement, un enseignement *grave*, s'élevait dans le même hôpital : M. Biett voyait chaque jour s'accroître le nombre des auditeurs attirés par ses leçons cliniques. » *Abrégé des maladies de la peau*, préface, p. vii.)

On a dit quelque part : Un peu de vérité fait l'erreur du vulgaire. Or, la vérité entière est celle-ci : Depuis à peu près 1820, les leçons cliniques de Biett étaient les seules à l'hôpital Saint-Louis ; la première édition de l'abrégé de MM. Cazenave et Schédel en 1828 était l'unique livre classique qui pût être entre les mains des élèves : l'abrégé d'Alibert avait vieilli, dit Gibert, et était si rare que je n'ai jamais pu me le procurer. L'enseignement d'Alibert, ne pouvant porter que sur ses premiers ouvrages, était réduit à ses élèves intimes et particuliers ; d'ailleurs, je l'ai dit, il était occupé à d'autres travaux, pendant que Biett profitait et des leçons du maître et de l'illustration qu'il avait donnée à l'hôpital. Ouvrez la première édition du livre de MM. Cazenave et Schédel et vous verrez qu'ils n'ont pas osé, alors, dénier cette justice au médecin en chef de l'hôpital Saint-Louis, au premier maître des dermatoses.

Je constate donc que l'enseignement régulier, ou plutôt le nouvel enseignement d'Alibert n'a commencé qu'en 1828, lorsque déjà Biett avait habitué les élèves à ses cliniques, c'est-à-dire au système de Willan. Seulement il est incontestable qu'Alibert avait, avant, adjoint Biett à ses travaux, et quelques articles de matière médicale de ce médecin dans les premiers volumes du Dictionnaire en soixante volumes en font foi. Ce n'est donc pas, comme le semblent dire les auteurs de l'Abrégé des maladies de la peau, que l'enseignement grave de Biett l'emportât sur celui d'Alibert. On appelle l'enseignement de Biett grave, on aurait pu dire lourd, méticuleux, paraissant sérieux, parce que sa figure était impassible. Si l'enseignement brillant, pittoresque, enthousiaste, si la figure souriante, les yeux expressifs d'Alibert ont moins captivé les élèves, tous les goûts sont dans la nature, et Galien disait déjà : « Il y a des gens qui n'apportent à la controverse, pour tout mérite, qu'un air grave et imposant. » (*Méth. méd.*, liv. II.) Partant ce n'est pas nouveau. Mais j'incline plutôt à croire qu'ils étaient habitués à ce qu'ils avaient appris ; que ce qu'il fallait apprendre les gênait ; qu'ils ont trouvé, dès l'abord, des ouvrages classi ues propageant le système de Willan, tandis que celui d'Alibert, qui aurait pu le devenir, n'a été publié qu'en 1833.

D'ailleurs, il faut en convenir, la monographie des dermatoses n'aurait guère été un ouvrage classique. Elle pénétrait trop au fond des choses ; elle était trop recherchée dans ses formes pour être un *vade mecum* des écoliers. Elle s'adressait à des dermatologistes consommés, plutôt qu'à des adeptes. Voilà pourquoi il a fallu que le temps s'écoulât et que de nouveaux maîtres se produisissent pour reconnaî re le vrai mérite de la doctrine d'Alibert : et ces nouveaux maîtres ont été MM. Bazin et Hardy. Je dirai dans quelque travail ultérieur comment M. Bazin a exagéré les principes d'Alibert ; aujourd'hui je montrerai que M. Hardy les proclame, tout en ne rendant qu'une demi-justice à l'auteur des dermatoses ; que dis-je ? en étant même, trop légèrement, injuste envers lui. D'ailleurs, voici les paroles de M. Hardy qui vont nous fournir le thème de cet article, en examinant d'abord la nomenclature dermatologique, ensuite la classification des maladies :

« Malheureusement Alibert eut le grand tort de présenter sa classification sous une forme bizarre et de *changer les noms adoptés par tout le monde*, pour leur en substituer d'autres nouveaux, peu harmonieux et difficiles à prononcer... Ces dénominations *barbares prêtaient au ridicule* et firent grand tort à la classification naturelle ; on l'oublia, et pendant plusieurs années, dans les cours, dans les ouvrages classiques, la doctrine des lésions élémentaires, plus simple, *plus facile en apparence* fut généralement adoptée. » (Hardy, *Cours sur les maladies de la peau*, p. 11, Paris, 1858.)

Je le dis hautement ! je regrette que des qualifications si inconsidérées soient sorties de la plume de M. Hardy contre le premier maître des dermatoses ; lui, qui a respecté jusqu'à ses détracteurs, qui poussait l'indulgence et l'urbanité à l'extrême. Ainsi, personne ne l'a jamais entendu se plaindre de son élève prévaricateur ; jamais il ne faisait sur lui la plus légère allusion ; il poussait la bonté de cœur jusqu'à la simplicité. Un hiver qu'il passa huit jours au lit pour une bronchite et qu'il reçut la carte de Biett, dont il n'avait plus entendu parler depuis quinze ans, il m'en montra un véritable attendrissement, comme le père au retour de l'enfant prodigue. Que M. Hardy m'excuse donc, si je lui renvoie parfois les mêmes expressions. Je suis excusable, parce que je ne suis pas le provocateur et que je défends le meilleur des maîtres. J'étais bien jeune lorsqu'il me comblait de bontés, d'affection, alors qu'il mettait toute sa joie à nous instruire ; qu'on me permette donc de trouver le bonheur de ma vieillesse à consacrer mes dernières forces à la défense de ses doctrines.

Après cet épanchement de cœur, je m'écrie : Comment ! Alibert a changé les noms adoptés par tout le monde ! lui, qui, bien avant les noms que vous avez adoptés, en avait donné d'autres, ou plutôt avait conservé ceux que Celse, Galien, Paul d'Egine, Sennert, Baillou, Lorry, Sauvages avaient employés ! Vous en aviez adopté d'autres, c'est vrai ! mais ce sont ceux qu'avait changés audacieusement Willan et que vous avez accueillis sans examen, sans conteste, sans raison, comme nous espérons le démontrer ici une fois pour toutes. D'ailleurs, votre langage ajoute à sa fausseté la prétention d'être savant ; mais il n'a pas trompé tout le monde, puisque M. Baumès l'appelle « une *amphigourique amplification*, hérissée de mots grecs et latins, dont les dermatologistes anglais ont encombré les maladies de la peau. » (*Nouvelle dermatologie*, t. I, p. 38.)

Quoi ! Alibert a employé des noms barbares, peu harmonieux, difficiles à prononcer ! lui, à qui on reproche d'avoir un style trop recherché, trop imagé ; lui, qui passait pour philologue, qui a été particulièrement recherché et estimé par les littérateurs, dont nous voyions ses salons pleins ; lui, l'élève de Cabanis, de Roussel, de Vicq-d'Azir, l'ami sympathique de Richerand, de Pariset ; lui, qui croyait qu'une œuvre ne pouvait être durable qu'autant qu'elle était bien écrite ; lui, qui enfin, a dit : « L'épithète de *lupus*, qu'on a voulu réintroduire dans la pathologie cutanée, pour désigner l'esthiomène, est un de ces mots qui répugnent au caractère positif des choses dont nous nous occupons ; c'est un terme métaphorique, absolument suranné, qui se ressent de la barbarie du moyen âge, *cujus mater est barbaries*, pour parler comme Linneus. Le célèbre Sauvages ne cessait de verser le blâme sur ceux qui avaient introduits dans la science de pareilles dénominations. Il faut, disait-il, rendre aux zoologistes les mots de *tortue, de taupe et de loup* ; aux botanistes, les mots de *rose, de lichen*, et, aux économes, les expressions de *cloud, de nœud, de courroie*, etc. Le terme d'esthiomène est conservé depuis longtemps à cause de la justesse de son étymologie ; la langue des sciences est une propriété commune, à laquelle nul ne peut toucher, s'il ne la perfectionne. » (*Ouv. cit.*, discours, p. XLIX et L.)

Remarquez quelle précaution d'urbanité, quelle finesse de langage, Alibert emploie pour critiquer justement les autres. Il ne se permet de parler qu'après avoir fait entendre des grands hommes : Linnée et Sauvages ! et vous le traitez directement de ridicule et de barbare ! Ses mânes ont dû tressaillir à de si injustes qualifications ! Aussi, demanderai-je à mon tour où est le barbare ? où est celui qui change les noms ? Les barbares sont ceux qui ont adopté des dénominations, sans examen, sans contrôle. Vous les aviez adoptés ! on vous a contrarié, lorsqu'on vous a dit que vous l'aviez fait trop légèrement ; on vous a gêné, lorsque vous avez compris qu'il faudrait en apprendre d'autres ; vous avez été confus, lorsqu'on vous a démontré que vous manquiez à l'histoire, que vous bouleversiez le langage ; et vous renvoyez le blâme sur celui qui le rétablit. C'est aussi injuste que peu avisé ! La vérité a toujours son retour et nous le prouverons bientôt par vos propres paroles.

Je puis le dire sans vanité, avant moi (thèse inaugurale) personne n'avait cherché à faire l'historique des affections cutanées ; personne n'était allé fouiller dans les anciens cette nomenclature si embrouillée, s'éclaircissant toutefois d'âge en âge jusqu'à Lorry et Sauvages, pour être perfectionnée par Alibert. — Depuis, Gibert, Rayer, MM. Cazenave et Schedel ont fait précéder leurs livres d'un historique aussi, mais *in globo*, sans grande discussion, sans applications critiques, pour aboutir d'ailleurs à dire effrontément en tête de l'histoire de chaque maladie : Cette dénomination, jusqu'ici vague, a été définitivement fixée par Willan à l'affection dont nous traitons. Permettez-moi le mot, il n'est pas trop fort : c'est une manière d'escamotage ! et le public s'y est pris ; à quoi ne se prend-t-il pas ?

Qui est le barbare, de celui qui a rendu à la dartre mélitagre le nom qui la caractérise tout entière, puisqu'Hippocrate l'indiquait déjà en parlant des « crevasses de la peau qui laissaient écouler une matière semblable au miel, » (*Traité des affections*, part. XXXVI, trait. 14, p. 340, trad. de Gardeil), ou de celui qui est allé chercher votre impetigo, si vague, qu'il peut s'appliquer à tout, et que les anciens, en effet, ont employé, tantôt pour désigner une dartre, tantôt pour la lèpre même ? Celse parle des *impetiginibus specibus*, et au lieu des croûtes flavescentes, il dit qu'il s'en détache des écailles, *quasi squamulæ solvuntur*. (Celse, *De papulis*, liv. V, chap. XXVIII, p. 17.) Ailleurs, il désigne une dartre en parlant du λαγριαν des

Grecs ; mais il ajoute : *Nisi sublata est in impetiginem ver-titur.* Aëtius, au contraire, fait de l'impetigo une dartre ronde : « *Differt autem lepra ab impetigine sylvestri, eo quod impetigo orbiculatim semper ad vicinos locos proser-pit.* » (*Tetrab.*, IV, serm. I.) Ici l'impetigo est notre dartre furfuracée arrondie.

Enfin Jourdan, à l'article IMPETIGO du Dictionnaire en soixante volumes, après en avoir fait un long historique et montré que Pline regardait ce mot comme synonyme du λειχην des Grecs ; que l'impetigo de Lanfranc, de Jean de Vigo devint la *morphée* du plus grand nombre, termine ainsi : « Le mot *impetijo* n'a donc jamais désigné qu'un ensemble d'affections mal distinguées et presque toujours confondues les unes avec les autres. Ce terme générique est tombé en désuétude depuis l'époque de l'extinction de la lèpre en occident. On ne le rencontre plus que dans les livres de quelques écrivains, tels que J.-P. Franck et Sau-vages, qui ont réuni les exanthèmes chroniques sous le nom d'affections impétigineuses. » Or, ici encore était-il à sa place ?

Le professeur de Vurzbourg, Schœnlen, aussi, ne s'y était pas trompé, lorsqu'il a voulu faire une classification des maladies de la peau. Il a tellement pris les *impétigines* en terme générique, qu'il en a fait diverses classes : les *impétigines,* qui renferment la variole, la rougeole ; les *crypto-impétigines,* où se trouvent les groupes de l'inter-trigo, de l'icthyose, des éphélides ; les *veræ impetigines,* où il place les lichens, les acnés, les herpès, les psoriasis, les porrigos. (Voyez la thèse de notre condisciple M. Martins, aujourd'hui le savant professeur d'histoire naturelle à la faculté de Montpellier, p. 14, 1834.) Mais ces classifica-tions n'en représentent pas moins une véritable tour de Babel où bientôt on ne s'entendra plus, et force sera de revenir aux doctrines et à la nomenclature de notre maître qui s'était perfectionnée en France d'âge en âge, soit par les traductions, soit par l'usage de notre langue.

Quel est donc le barbare, de celui qui va prendre un nom qui déjà depuis fort longtemps dans la science dépeint d'un mot le principal caractère d'une maladie, ou de celui qui individualise un nom vague, destiné et employé à une multitude de maladies mal caractérisées ; terme générique ne signifiant rien, ne désignant pas mieux un phénomène de la mélitagre que toute autre affection?

De même, Willan a-t-il fait du mot ἐκζέματα que les Grecs, les anciens employaient pour désigner diverses maladies inflammatoires. Par esprit de contradiction, d'un terme encore générique vous avez fait une espèce, que dis-je? une seule maladie. Alibert, fidèle à son principe, l'a appliqué à plusieurs affections qui avaient surtout pour caractère commun et prédominant ce qu'exprimait le mot ἐκζέω, je brûle, et a donné à la maladie que vous baptisez contrairement à la tradition historique celui d'*herpes squamosus madidans*, que vous ne déclarez même pas si barbare, puisque vous dites : « Alibert, qui aimait les mots étranges et pittoresques, désignait l'eczéma sous le nom de dartre squameuse, humide, expression qui avait *l'avantage de donner une juste idée* de l'aspect écailleux de la partie malade et de la sécrétion humide qui baigne sa surface. » (*Dict. de médecine et de chirurgie pratique*, art. Eczéma, t. XII, p. 31.) Ajoutez : et qui le met à sa place, c'est-à-dire dans le groupe des maladies dartreuses.

Un nom, dit Sauvages, devrait contenir la définition d'une maladie, et sa définition les principaux caractères qui la font reconnaître. Eh bien, de votre aveu, ce nom étrange, *herpes squamosus madidans* définit, caractérise, diagnostique tout à la fois l'affection, sans compter que vous reconnaissez que votre eczéma est une dartre. Or, notre herpès est dans le groupe des dermartoses dartreuses, dont il est le premi r type. Il désigne ainsi sa cause la plus générale, sa racine diathésique, sa pathogénie en un mot, en même temps que son genre affirme plus particulièrement son génie pathologique, et que *squamosus* dévoile sa forme et *madidans* son individualité morbide.

Peut-on voir quelque chose de plus barbare que d'avoir détourné et surtout employé la dénomination de lèpre à une dartre opiniâtre, si l'on veut, mais très-ordinaire, que nous avons vue souvent sur des jeunes et jolies personnes, jouissant, à part cela, de la plus brillante santé? Et sans discuter si la λεπρα des Grecs était le tsarath de Moïse et l'épouvantail des Hébreux; sans soutenir que pendant le moyen âge on n'ait pas confondu diverses maladies de la peau avec la lèpre; à notre époque, ce nom qui avait entraîné avec lui la réprobation universelle, la séquestration sociale, ne pouva't plus être appliqué à une maladie qui survient sur de jolies femmes, qui vivent dans le monde et qui en font le charme, comme j'en ai des exemples. Mais d'ailleurs, les anciens, dont on a contourné le témoignage, comme nous le montrerons, connaissaient parfaitement la lèpre et ne la confondaient pas avec une dartre. Arétée de Capadoce, Archigène, Aëtius et Paul d'Egine se sont trop bien expliqués à cet égard. Tandis qu'Arétée l'appelle la maladie *herculéenne* pour expliquer sa violence, sa gravité, Paul d'Egine précisément cherche à la distinguer des dartres et s'exprime ainsi : « *Verum lepra per perfunditatem corporum cutem depascitur, orbiculatim modo, una cum hoc quod squamas piscium squamas similes dimittit. Scabies autem magis in superficie hæret et varie figurata est et furfuraceæ corpusculæ remittit* » (liv. IV. cap. II., edit. Junii Cornarii medici.)

Willan, ainsi que Bateman, auraient-ils voulu se tromper ou tromper les autres, comme disait Hippocrate, sur cette phrase de Paul d'Egine? Toujours est-il que Bateman traduit cette phrase à sa manière, sans citer le texte, et qu'il en tire la conclusion que « les auteurs tels que Paul d'Egine, qui ont fait leur description avec l'exactitude la plus minutieuse, » (*Abrégé des maladies de la peau*, trad., p. 54) ont indiqué sous le nom de lèpre la dartre *orbiculaire;* bien entendu qu'il ne traduit pas le membre de phrase qui dit : *Scabies autem in magis superficie hœret et varie figurata est et furfuracœ corpusculœ remittit* ; il ne s'arrête pas à cet autre caractère de la lèpre que désigne si bien Paul d'Egine, *per perfunditatem corporum,* pas davantage à la différence des squames de poisson avec les furfures ; de ce qu'ils avaient englobé les écailles et les furfures sous la même dénomination, Paul d'Egine avait dû faire comme eux. Il invoque plus hardiment encore Aëtius, sans en reproduire une seule parole ! Aëtius qui dit explicitement, comme l'indique la phrase que nous avons citée, que la lèpre diffère surtout de l'impetigo parce que celui-ci prend des formes circulaires et s'étend toujours sur les lieux voisins. En un mot, Bateman fait dire à ces auteurs le contraire de ce qu'ils ont voulu particulièrement exprimer et distinguer, et Gibert pour arriver à la même conclusion, c'est-à-dire à pouvoir trouver la lèpre dans la dartre furfuracée arrondie, après beaucoup d'érudition, s'étaye tout au long du passage de Bateman. Et voilà comment les Willanistes justifient leur *lepra vulgaris,* voilà comment ils écrivent l'histoire.

D'ailleurs, à quoi bon tant de fraudes pour justifier leur mauvaise cause? la démonstration de leur audace se trouve inscrite dans l'association monstrueuse des mots *lepra vulgaris.* Il y a donc une autre lèpre? sans doute, une *lepra nobilis ;* noble par sa gravité herculéenne, pour parler comme Arétée ; noble par son antiquité, par sa rareté. La conclusion est forcée : si l'une est commune, l'autre doit être noble ! *Risum teneatis.* Au reste, notre condisciple M. Martins, dans sa thèse, ou pour ces motifs et le ridicule de l'expression, ou pour d'autres raisons que nous reproduirons plus bas, demande la suppression de cette fausse dénomination : *lepra vulgaris.* M. Baumès dit : « Pour nous, il n'y a qu'une seule maladie à laquelle on doive donner le nom de lèpre ; c'est la lèpre tuberculeuse. » (*Ouv., cit.,* t. I, p. 55.)

La lèpre des anciens, celle que nous avons vue ne fournissait pas de furfures. Alibert m'avait particulièrement confié un lépreux qui avait beaucoup voyagé dans les parages du nouveau monde et qui avait sur différentes parties du corps, notamment aux mains et aux bras, des écailles blanches, très-blanches. Cet homme finit par succomber à une émaciation extrême ; pendant que ses membres s'ulcéraient et se disloquaient, ses coudes entre autres, en s'appuyant sur son lit pour se relever, s'étaient ouverts et le fond de l'articulation se voyait. Il découlait de ses plaies une sanie qui maculait son lit de toute part et l'épuisait. Sur les ulcères, les squames blanches n'existaient plus, ni aucune croûte, la chair était vive, sanguinolente : les squames étaient le premier phénomène de la maladie et elles avaient persisté plusieurs années sans ulcération. Alibert, en effet, nous avait amené cet homme maintes fois auparavant à sa clinique. C'était là vraiment la leucée des anciens, et le nom de léontiasis devrait être réservé à cette lèpre tuberculeuse, dont j'ai vu plusieurs cas à Paris, ici même sur un jeune Américain qui me fut adressé de Genève par un confrère. C'est cette même lèpre qui, en décomposant la physionomie, avait dû atteindre Nabuchodonosor qu'on disait avoir été changé en bête. Donc, au lieu d'appeler une telle affection éléphantiasis des Grecs et une autre des Arabes, comme a fait Willan pour leur enlever le nom de lèpre si improprement appliqué ailleurs, elle devrait prendre le nom de léontiasis qui la caractérise, et celui d'éléphantiasis ne devrait être donné qu'à cette jambe dont le volume efface le pied et presque les orteils et qui ressemble si bien à celle de l'éléphant (jambe des Barbades).

Décidez maintenant qui est le barbare ? est-celui qui nomme et caractérise tout de suite par ces mots, *herpes furfuraceus circinatus*, une maladie commune, s'alliant avec la santé la plus florissante, avec une beauté qui souvent n'en subit aucune atteinte ; ou celui qui transporte à cette affection le nom de la maladie la plus rare aujourd'hui, la plus affreuse de l'antiquité et du moyen âge, l'horreur de tous les temps, de toutes les nations? On a dérangé vos habitudes ! Mais pourquoi les preniez-vous si inconsidérément? pourquoi preniez-vous à la lettre cette singulière coutume des Willanistes, lorsque audacieusement ils commencent, sans autre préambule, toutes leurs descriptions par ces mots : *dénomination autrefois vague, mais que Willan a définitivement fixée?*

Quel droit avait Willan de donner à cette maladie le nom conféré à une autre? Quel droit avait-il de bouleverser ainsi à tort et à travers, selon son bon plaisir, le langage de la science? Il a eu le droit que vous lui avez donné si inconsidérément ; mais au moins il ne fallait pas accuser les autres, ceux qui veulent revenir aux vrais principes, à la tradition historique.

Vous parlez d'étrange ! L'étrangeté inqualifiable est dans cette façon de procéder des sectateurs de Willan : « Le mot *herpès*, employé depuis longtemps d'une manière vague et dans la même acception que le mot dartre, était appliqué à plusieurs éruptions *d'une nature tout à fait différente*, quand Willan le réserva exclusivement pour un genre de maladies bien distinctes. » (Cazenave et Schedel, *Ouv. cité*, p. 154, édit. 1847.)

Appliqué d'une manière vague ! lorsque Hippocrate, Celse l'emploient et que Galien s'exprime ainsi : « *Herpes non semper ulcus est, non utique servatâ veteri sede, vicinas partes depascit, sed sicuti nomen ipsum indicat (Ἑρπὴς ab ἕρπω, serpo, repto), ritu serpentis bestiæ relicto priore loco, transit ad alterum.* » (Galenus, *Méth. méd.*, lib. XI, cap. II)! il parle de l'ἑρπὴς ἑςιόμενος *seu erodens*, d'un *herpès miliaris* qui paraît être une mélitagre. Est-ce que Galien, qui était d'ailleurs un médecin grec, qui était né à Pergame, n'était pas mieux placé pour interpréter Hippocrate et concevoir le véritable sens que la médecine grecque donnait au nom herpès, que Willan vingt siècles après ? D'ailleurs, le mot herpès a été changé en *serpiges*, dertre, derte, dartre, par Guy de Chauliac, Joubert, Tagault, Fernel, Ambroise Paré, tandis que Guillemeau, Fabrice de Hilden, Fallope, son élève Fabrice d'Aquapendente, Marc-Aurèle Séverin, Pierre Laforêt d'Alcmar, Sauvages, prennent toujours le mot *herpès* pour représenter de véritables dartres et que Lorry s'exprime ainsi : « *Herpetum igitur qui serpendo dicuntur et apud nos verè et propriè vernaculâ linguâ dartres vocantur.* » (*De Morbis cutaneis*, art. 4, p. 294, in-4°.)

Voilà comment les Willanistes ont amusé le public ! Voilà comment ils passent sur les siècles et écrivent l'histoire ! Mais le plus beau tour, vous l'avez remarqué, c'est lorsqu'ils disent que le mot *herpès* a été employé pour désigner des maladies de *nature différente ;* eux qui ne reconnaissent en aucune manière la nature des maladies, qui ne voient que des lésions anatomiques et qui les arrangent si bien qu'ils placent dans les exanthèmes la péliose, πελιώσις (livide) de Swediaur et d'Alibert, qu'ils nomment *purpura* pour qu'elle ne jure pas trop avec la rougeole et la scarlatine; dans les pustules, le *favus* à côté de la *petite vérole :* maladies qui n'ont pas même les rapports qu'ils leur prêtent, puisque la rougeole et la scarlatine sont des éruptions fébriles et la péliose une hémorrhagie cutanée. Quant au favus et à la petite vérole, l'un a des croûtes au

lieu de pustules, et l'autre, des pustules les mieux caractérisées.

Puis, toujours pour achever le tour, pour donner le dernier trait par la ritournelle d'usage, ils terminent : Willan
réserva exclusivement la dénomination d'herpès pour un
genre de maladies bien distinctes. Quelle raison ! Quelle
conséquence ! Il pouvait aussi bien lui donner le nom d'ar-
lequin, puisque vous admettez si facilement de si énormes
prestidigitations. Comment ! Il a réservé à des maladies
qui meurent sur la place où elle sont nées le nom d'herpès,
consacré à celles qui *proserpiunt vicinos licos*, dit Aëtius ;
qui rampent, *relicto priore loco transiunt ad alterum*, dit
Galien. Il a donné le nom d'herpès à des maladies éphé-
mères, qui ne surviennent qu'une fois dans la vie, par
accident ; tandis qu'il était consacré à des affections qui
renaissent souvent, qui dépendent d'une diathèse particu-
lière, qui sont de longue durée. A coup sûr vous n'êtes pas
pittoresques !

Avez-vous voulu être poétique lorsque vous avez appelé
la péliose *purpura* ? Cependant, le mot *péliose*, livide, exprime bien la couleur bleu-noirâtre de cette hémorrhagie
cutanée, ressemblant à des ecchymoses, dit Bécherelle ;
tandis que je ne trouve pas que jamais ces taches aient eu
la couleur resplendissante de la pourpre, cette couleur
royale dont le poëte a pu dire aussi :

> Lorsque du sein de l'empire des flots
> Sortit la charmante Cyprine,
> Alors, aux rives de Paphos,
> Naquit la rose *purpurine*.

Certes, j'ai vu ces jours derniers la plus formidable péliose
qui ne rappelait ni les manteaux royaux, ni les roses pur-
purines. Sur une vieille demoiselle, et tout à coup, les
lèvres, le menton, une partie des joues, la langue, les gen-

2

cives, toute la bouche furent violacées-noirâtres. Les lèvres
étaient tuméfiées, pendantes; sur le corps existait une infi-
nité de taches de même couleur, plus ou moins étendues.
Le sang coulait incessamment des gencives, dans lesquelles
les dents étaient ébranlées. Les muqueuses intérieures,
celles de l'estomac, exhalaient aussi du sang, car elles reje-
taient presque continuellement par le vomissement des cail-
lots infects. Peu de jours après, ce qui était arrivé à la
bouche survint aux parties génitales : les grandes lèvres et
tout autour où la peau est amincie, dans les aines, tout fut
noir, tuméfié; le sang s'échappait également par la muqueuse
du vagin et peut-être de l'utérus; tout cela dura une
quinzaine de jours, puis la teinte noirâtre devint bleue et
jaune et ne présenta jamais rien de purpurin. Enfin, cette
maladie, qu'on pourrait aussi appeler herculéenne, résista
à tous les remèdes, pour finir heureusement au grand éton-
nement de tout le monde, excepté de moi, qui avais annoncé
sa terminaison par l'épuisement de l'hémorrhagie, par la
faiblesse de la malade, comme on le voit souvent dans
l'hémoptysie et l'hématémèse.

Seriez-vous plus heureux, plus grave, plus sérieux,
puisque vous aimez ces qualifications, en préférant le mot
acné à celui de varus qu'Alibert a trouvé dans Celse :
« *penè ineptiæ curare varos* » (lib. VI, cap. v, par. 25),
qui était usité dans la Rome élégante, philologue, du temps
de Cicéron, de Virgile, d'Horace, qu'avaient adopté Lorry
et Sauvages? Aëtius, à peu près seul, parle des *acnés* qui
signifient jeunesse; mais, si je vois des *vari disseminati* sur
quelques jeunes gens, je vois particulièrement des trognes
rouges (*varus gutta rosea*) et des *vari sebacei* sur des vieil-
lards. J'ai en ce moment trois types divers de couperose,
dont je me servirai dans une autre occasion; mais je veux
citer une vieille femme qui présentait naguère le plus
remarquable *varus sebaceus*. Sur la joue gauche, elle

offrait une croûte noire de l'étendue de plus de deux pièces de cinq francs, qui était le produit de la sécrétion sébacée déversée et accumulée sur la surface de la peau ; sur la joue droite une belle corne, aussi grosse et proéminante qu'un ergot de vieux coq. N'était-elle pas ainsi bien variée ? Si le mot est pittoresque, la femme l'était aussi ; et votre acné en pareil cas ne serait que burlesque.

Préférez-vous le mot sycosis (figue) à celui de mentagre que Pline employait, et depuis à peu près tous les Français. MM. Cazenave et Schedel, Gibert, l'ont trouvé sans doute si ridicule, si mal appliqué, qu'ils ont passé condamnation ; je n'ai donc plus rien à en dire, puisque justice lui a été faite. M. Bazin parle bien aussi de mentagre, de mentagreux, mais il emploie également les mots de sycosis, sycosiforme. Que veut-il dire alors ? Est-ce la forme de la figue qu'il veut désigner ou l'aspect de la mentagre ? M. Devergie pourrait bien avoir raison lorsqu'il lui reproche d'avoir bouleversé le langage dermatologique, déjà suffisamment embrouillé !

Maintenant trouveriez-vous bizarres les mots de dermatoses, syphilides, kéloïdes, qu'Alibert a inventés ? Mais vous vous êtes empressés de les adopter ; tout le monde les emploie ! parce qu'il n'y a pas dans Willan ses pareils en justesse d'expression et en harmonie ! Serait-ce ceux d'*olophyctis*, de *pirophyctis* que vous trouveriez peu harmonieux, difficiles à prononcer ? Il me semble, pourtant, qu'ils sont assez musicaux et que l'oreille la plus sensible n'en saurait être affectée ; d'autant que l'un dépeint assez bien ces vésicules chaudes qui viennent aux lèvres, au prépuce, les aphthes qui s'observent dans la bouche, beaucoup mieux que vos *herpès* transposés. Le genre *pirophyctis* n'a-t-il pas l'avantage d'englober les diverses espèces de pustules malignes, et de les représenter par un mot qui les caractérise ?

Ah ! c'est la dénomination de *cnidosis* introduite par Ploucquet qui vous offusque ! Elle n'exprime que le mot plus simple d'urticaire, c'est vrai ! Alibert aurait pu laisser ce dernier tel quel, d'autant que le mot grec ne représente pas mieux la maladie ; l'expression n'est pas barbare, mais c'est une hellénisme superflu ! n'avez-vous pas de pareils *meâ culpâ* à vous faire ?

Je sais que vous n'en voulez pas trop au mot *phlyzacia*, puisque au sujet de l'*ecthyma* de Willan, vous rejetez son *rupia*, en disant fort bien après Alibert et avec lui, que ce n'est là qu'une seule et même maladie différant seulement par un état aigu ou chronique. Reconnaissant ensuite les raisons nosologiques qui avaient porté mon maître à classer cette maladie parmi celles qui sont simplement inflammatoires : « Je me rapproche en cela, dites-vous, de la classification d'Alibert, lequel, donnant à l'*ecthyma* le nom de *phlyzacia*, l'avait placé dans la classe des eczèmes ou maladies inflammatoires de la peau. » (*Dict. de médec. et de chir.*, art. ECTHYMA, t. XII, p. 363.)

Vous avez eu grandement raison, d'autant que *rupia* veut dire saleté, et vous en aviez déjà une de saleté, dans le *porrigo*, que Willan, selon sa louable habitude a transporté au favus ; cette espèce de teigne qui portait spécialement ce nom parce qu'il la caractérisait d'un seul mot. Malheureusement vous vous êtes arrêté en trop beau chemin en adoptant le mot *ecthyma* au lieu de *phlyzacia*. Or, votre ecthyma vient de ἐκθύειν, qui peut être traduit, disent MM. Cazenave et Schedel, par *cum impetu ferri*, c'est-à-dire ayant la même signification que votre impétigo. Dès lors, tant d'impétuosité aurait dû effrayer la gravité des Willanistes, qui, en outre, caractérisent les pustules de leur ecthyma par la qualification de *phlyzaciées*. Autant valait appeler la maladie tout court : phlyzacia.

Mais, je le sais, la coutume de l'école est de tout

détourner ! De ce que tout le monde avait appelé *favus* l'espèce de teigne qui présente des alvéoles, elle l'a appelé *porrigo*, en y joignant le mot de *favosa*. Il fallait bien que son ecthyma fût phlyzacié, pour lui donner un caractère. Puis l'on ajoute toujours gravement : « Willan et Bateman ont donné au mot ecthyma un sens plus rigoureux que nous avons adopté avec Biett. » (Cazenave et Schedel, *Ouv. cité*, p. 271). Vous appelez cela rigoureux, moi je le trouverais plaisant s'il n'était pas audacieux. Willan n'avait pas besoin de détourner encore le mot ecthyma de son sens générique, lorsque celui de φλυξάκιον existait dans toute la médecine grecque et exprimait très-bien les grosses bulles de la maladie, de φλύζω, je bous. — Hippocrate, au dire de M. Rayer même, s'était servi de l'expression ἐκθύματα pour désigner une éruption générale chez une nourrice. Les anciens, ne pouvant spécifier les maladies, se servaient des termes génériques d'exanthèmes, d'eczèmes, d'impétigines, d'ecthymatoses ; mais il appartenait aux modernes d'épurer ce langage, sans en détourner la signification, et en tenant compte de ceux qui avant nous les avaient interprétés. Bacon disait fort judicieusement que l'imperfection du langage est un des plus grands obstacles à la découverte de la vérité.

Mais en voilà assez pour montrer que les barbarismes et les barbares ne sont pas du côté de mon illustre maître. Expliquons maintenant comment la mauvaise doctrine a pris le pas, pour me servir encore de l'expression de M. Rosanbum. Vous savez déjà que les circonstances ont permis à Biett de prendre les devants. Or, celui-ci en restant simplement fidèle à son maître ne pouvait faire école ; il lui fallait, à tout prix, un autre système, aussi ne craignit-il pas de se revêtir de la peau du lion, même d'un lion étranger ; plus il s'éloignait de son maître, plus il paraissait original. Que lui importait d'introduire un système

anglais, pourvu qu'il fît oublier les doctrines françaises ?
Que lui importait d'être dans la bonne voie ? Il avait un
public qui n'y regardait pas de si près ; il avait rencontré,
lui, des disciples fidèles, qu'il lancerait au besoin contre
son ancien maître, et ils n'y ont pas manqué.

Cependant, ceux-ci ne pouvaient attaquer face à face
Alibert, il était trop élevé pour cela. Ils se sont bornés à
employer les armes du ridicule, et la prodigieuse origina-
lité du grand maître leur a servi. Mais ils auraient dû pen-
ser que tôt ou tard le bout de l'oreille se montrerait ; que
le rideau dont ils avaient caché le colosse serait tiré, et
c'est précisément M. Hardy qui a eu cette bonne fortune
et cette heureuse inspiration, lorsqu'il a enseigné : « Mais
à mesure qu'on avança dans *l'étude approfondie* des maladies de la peau, on ne tarda pas à sentir, *sous le rapport
pratique*, l'insuffisance de la classification anglaise ; les
élèves les plus dévoués de Biett dévièrent peu à peu de la
direction adoptée par leur maître, et se rapprochèrent sans
l'avouer de la méthode naturelle proposée par Alibert ;
cette méthode est en effet la plus philosophique : elle permet de ranger les maladies d'après leurs affinités et leurs
dissemblances les plus naturelles ; c'est *la seule qui soit
féconde en résultats thérapeutiques*. C'est vous dire que
nous adoptons cette base de classification et que nous con-
sidérons les maladies de la peau d'après ce point de vue
pratique, faisant bon marché des détails et des *apparences
anatomiques variables* (de la méthode anglaise) dans les
mêmes affections, pour nous attacher aux causes, aux
phénomènes principaux et aux indications thérapeutiques. »
(*Ouv. cit.*, p. 11 et 12.)

Pourquoi donc en entrant si bien dans l'esprit de la doctrine d'Alibert, pourquoi en comprenant si particulièrement
le génie de l'auteur des dermatoses, l'accuser si injustement,
si légèrement, si faussement de barbarismes, au sujet de la

nomenclature? Nous l'expliquerons plus complétement dans un autre travail, mais dore et dé,à nous pouvons dire, comme nous l'avons fait pressentir dans notre mémoire sur l'esthiomène, qu'en adoptant les noms insignifiants, sans valeur de Willan, en s'en servant simplement comme d'étiquettes, chacun peut les changer de place, les mettre à gauche ou à droite, pour parler comme Royer-Collard ; composer à sa guise une espèce de classification nouvelle ; sembler faire du nouveau ; tandis qu'avec la nomenclature de notre maître, c'est impossible. Chaque dénomination peint si bien une maladie dans ses causes, dans ses phénomènes, ses indications thérapeutiques, qu'on est obligé de l'adopter ou d'en prendre une autre. Voilà le grand motif, que l'on cache soigneusement au public ; voilà la ficelle par laquelle on ne craint pas de prendre toute sorte de faux fuyants, de se servir du blâme, d'un silence injurieux et d'employer le sarcasme comme nous allons le voir dans les paroles de MM. Cazenave et Schedel, qui vont nous servir à leur tour de thème pour le chapitre suivant.

Des classifications en dermatologie.

MM. Cazenave et Schedel après avoir reconnu dans leur première édition que la célébrité de l'hôpital Saint-Louis était due à Alibert, enhardis par le succès des circonstances, ayant d'ailleurs à combattre une nouvelle classification, les premiers ouvrages d'Alibert n'ayant pas la prétention, d'en offrir une, mais n'étant, comme il se plaisait à le dire, qu'un *genera plantarum*, les élèves de Biett, dis-je, ont osé dire dans leur seconde édition, en parlant de la doctrine des dermatoses : « Ici point de méthode, pas de point de départ, pas le moindre lien. » Puis se drapant dans un sublime dédain, ils jettent ces mots : « *C'est l'arbre des der-*

matosés... les maladies forment les branches et les rameaux
au gré du médecin naturaliste. » (Ouv. cit., p. 21.)

Quelle fière audace ! Comment n'avez-vous pas craint
que votre dédain ressemblât à celui du renard gascon de
Lafontaine ? Comment n'avez-vous pas craint que la justice
se fît un jour ? que la lumière dissipât les nuages que vous
accumuliez, et que tôt ou tard la vérité parût radieuse
pour vous écraser ? Vous aviez peur de la magnifique ori-
ginalité d'Alibert et vous l'injuriez ! Ne prévoyiez-vous pas
que vos subterfuges seraient démasqués ?

L'unité de la classification d'Alibert est dans l'idée philosophique de réunir par leurs plus nombreux rapports
et leurs phénomènes les plus saillants, les plus évidents et
surtout les plus constants, les maladies de la peau, et, par
ce même fait, de les éloigner en même temps par leurs dissemblances les plus frappantes, de quelque manière qu'on
les examine. Ce point de départ est si rationnel, si justement pathologique qu'il sert de fil d'Ariane dans tout le
cours des maladies et conduit directement à leur traitement. La vôtre de méthode n'est certes pas philosophique ;
elle est si rétrécie dans son matérialisme et tellement forcée dans un seul rapport, qu'elle en devient factice et imagi-
naire. Rayer, seul de tous les willanistes, a vraiment trouvé
une unité, un point de départ : l'inflammation ; mais c'est
là une vérité qui fait pâlir toutes celles de M. de Lapa-
lisse, qui efface les naïves explications du médecin de Mo-
lière ; c'est un point de départ qui n'a point d'arrivée, à
force de se diriger partout et d'être le phénomène le plus
général de la pathologie.

Cet arbre que vous méprisez est la démonstration de cette
unité ; la figure ou même la réalisation de cette pensée philosophique, dont il donne la forme la plus saisissante. Cet
arbre fait découvrir dans un coup d'œil toutes les maladies
de la peau, par groupes ; désignant la cause constitutionnelle

qui les produit. Chaque branche en renfermant et montrant ainsi les maladies qui ont le plus de rapports entre elles, les plus grandes affinités par leurs principaux phénomènes, indique pareillement les rapprochements thérapeutiques qui les rallient et qui doivent diriger le praticien. Il y a plus : si chaque branche désigne ainsi les rapports les plus généraux, pour les causes, les diathèses, les cachexies ou les simples prédispositions constitutionnelles, c'est-à-dire la nature vraie ou vraisemblable des maladies, les rameaux en distinguent les genres, qui rassemblent encore mieux les maladies par des analogies plus rapprochées ; tandis que les ramuscules montrent les espèces et les variétés, pour différencier entre elles les dernières nuances des affections et leurs plus particuliers symptômes, en un mot leurs individualités.

Cet arbre que vous vous efforcez de tourner en ridicule était peut-être le seul moyen ingénieux de bien montrer et dans un seul regard les rapprochements, comme les distances des maladies cutanées, car notre savant condisciple M. Martins, élève de Biett, qui, dans la thèse que nous avons citée, accumule beaucoup de science de naturaliste pour combattre la classification d'Alibert, ne dédaigne pas cet arbre. « Les arbres, dit-il, sont propres à mieux faire voir comment les divisions et les subdivisions naissent d'un tronc commun. » (Ouv. cit., p. 29.) Aussi voulait-il le remplacer par une sorte de carte géographique, très-spirituelle, mais où l'œil s'égare facilement, tandis qu'il s'attache sans efforts aux branches d'un arbre et à ses rameaux. Vous voyez bien que M. Martins avait vu l'unité de la classification d'Alibert et saisi la manière dont il voulait la réaliser et la faire comprendre.

Cette méthode est si vraie qu'en classant ainsi les maladies d'après leurs principaux rapports, la similitude de leurs phénomènes et de leur marche, on est arrivé à pressentir leur pathogénie, d'où il a été possible de trouver les indications de leur traitement ; de même les botanistes par la méthode de Jussieu, en réunissant les plantes au moyen de leurs caractères extérieurs, ont rencontré une pareille similitude dans leurs propriétés. Alibert, en un mot, a imité l'arbre que Torti avait élevé pour les fièvres et a été assez heureux pour réaliser le vœu de Sydenham, de Baglivi, de Boërrhave, qu'avait essayé Sauvages. Savez-vous le tort qu'avait l'arbre des dermatoses ? C'est d'avoir nécessité une planche énorme en cuivre gravée, très-coûteuse ! par conséquent d'être un moyen qui n'était pas à la portée de tout le monde, de tous les fabricants de classifications. Mais Alibert, qui avait sacrifié ses premiers cent mille francs à son premier ouvrage, ne regardait pas de si près sur le coût de ses derniers. Tout était grandiose chez lui : l'âme, l'intelligence, le cœur, la générosité et la bourse ! Cet arbre était trop vert pour ses contradicteurs !

« Cette méthode, dit Alibert, consiste à acquérir une connaissance complète de la valeur et de l'importance des symptômes, des phénomènes élémentaires, et des lois d'après lesquelles les maladies s'organisent. Rien, d'ailleurs, de plus fixe et de plus constant que les produits morbides qui vont être l'objet du classement philosophique que je vous propose. Ces produits ne changent pas plus que les fruits d'un arbre, ou les effets constants et nécessaires d'une végétation quelconque... » Et plus loin : « Les groupes doivent être comparés aux tribus des animaux. Les affections morbides ne peuvent y être dessinées qu'à grands traits ; mais les genres, plus circonscrits, sont particulièrement destinés au rassemblement des espèces, lesquelles se déterminent à leur tour d'après les caractères extérieurs les plus constants et les plus prononcés ; enfin, les variétés sont prises communément de quelque changement de couleur et de forme que le tempérament, l'idiosyncrasie, l'âge, le climat, la prédisposition des organes, ou autres circonstances accidentelles, font presque toujours subir aux dermatoses. » (Ouv. cité, *Discours*, p. 53, 54, 55.)

Vous ne voyez point d'unité dans ces principes qui doivent réunir ou éloigner les maladies? Il n'y a pas de pires aveugles que ceux qui ne veulent pas voir! Remarquez encore qu'Alibert, dans sa bonne foi et sa modestie de savant, dans sa conscience de médecin, n'a pas osé dire qu'il réunissait ainsi les maladies par leur nature ; mais sa méthode est si vraie que ce but, si essentiellement pratique, a été complétement réalisé, comme nous l'a avoué M. Hardy, comme nous l'avons prouvé et le prouverons encore mieux dans nos travaux ultérieurs. Ecrions-nous donc avec M. Devergie que la pensée de réunir les maladies par leurs plus nombreuses et plus nécessaires analogies avait inspiré Alibert, qu'il appelle *cet admirable nosographe* (*Traité des maladies de la peau*, p. 48, 1863.)

Mais quelle est donc l'unité de votre système pour oser si dédaigneusement accuser les autres d'en manquer? C'est de classer les maladies de la peau d'après leurs lésions anatomiques élémentaires ; et ces lésions sont des taches, des pustules, des vésicules et des furfures que vous nommez squames.

Or, pour classer les maladies d'après ces lésions, il faudrait :

1° Qu'elles existassent ; et vous savez très-bien que le plus souvent elles n'existent pas.

2° Il faudrait qu'elles existassent pendant tout le cours d'une maladie ; et vous savez que lorsqu'elles se montrent, elles sont très-éphémères et qu'il ne vous est pas donné le plus souvent de les saisir au moment où elles apparaissent.

3° Vous mettez les squames ou les furfures au rang des

lésions élémentaires, lorsqu'elles sont des exfoliations très-secondaires.

4° Vous savez que votre système est si forcé, que vous mettez au rang des pustules ce qui est croûtes, que vous n'admettez pas, que vous ne pouvez admettre dans des lésions élémentaires (exemple, celles du favus).

5° Vous savez aussi que les syphilides présentent successivement toutes ces lésions, partant vous seriez obligés de les disséminer dans toutes vos classes.

6° Vous savez que plusieurs de ces maladies se transforment, que telle qui commence par des pustules ou des vésicules se termine par des squames.

7° Enfin vous savez aujourd'hui qu'en classant ainsi les maladies, vous détruisez leurs rapports pathologiques et thérapeutiques, et qu'il n'en résulte qu'un amalgame informe, qu'un labyrinthe inextricable pour le médecin, dont le but est essentiellement le traitement. Avec ce système, vous parlez d'unité, mais elle ne se montre nulle part; tout est pulvérisé au gré de vos inconséquences et de votre audacieuse témérité.

« Qu'une affection soit papuleuse ou pustuleuse, dit M. Bazin, qu'importe? La forme varie, mais la nature est la même; or la forme n'est qu'une chose secondaire, et classer les affections par la forme, papuleuse, vésiculeuse ou pustuleuse, c'est subordonner le fait principal au fait secondaire. » (*Des affections cutanées*, préface, p. 11.)

Mais vous vous vantez d'avoir ainsi facilité le diagnostic, rendu par conséquent l'étude des maladies de la peau plus facile à des adeptes. Examinons ce dernier retranchement et prenons pour exemple les affections les plus communes, les plus ordinaires : la dartre squameuse humide et la mélitagre (votre eczéma et votre impetigo). Sur 20 cas, on peut dire 50, elles ne se présentent pas à vous avec leurs lésions élémentaires, leurs vésicules et leurs pustules. Il y a plus : nombre de ces affections n'en ont jamais présenté, n'en présentent jamais dans aucun temps et aucun moment. Vous voyez des crevasses de la peau, d'où suinte une rosée plus ou moins manifeste , à côté des écailles qui se détachent et se renouvellent sans cesse, ou bien de la matière semblable au miel, comme dit Hippocrate, se faisant jour à travers les crevasses, les pores ou les cystes de la peau.

Comment alors, ne retrouvant plus vos lésions élémentaires, les caractères qui signalent la maladie, comment diagnostiquez-vous? Je sais que vous les supposez ! ce qui n'empêche pas que vous diagnostiquez, comme nous, sur l'ensemble des phénomènes. « On donne souvent trop d'importance, dit M. Bazin, à un seul caractère, oubliant que le diagnostic ne doit se baser que sur un ensemble de signes. « (*Syphilides*, p. 70). Sauvages dit aussi : « Pour qu'un signe nous conduise à la connaissance d'une maladie, il faut qu'il soit plus clair et plus évident que ce qu'on cherche ; et pour que cette connaissance soit certaine, elle doit être fondée sur des signes certains et indubitables, d'où il suit que les définitions des maladies doivent être tirées de signes certains et évidents. (*Nosologie méthodique*, trad., t. I, p. 98.) Vous supposez donc un système pour agir avec nos principes.

« Il est des caractères, dit notre maître, distinctifs et particuliers, auxquels ne se méprend pas le nosographe expérimenté. Mais il en est de la médecine comme de toutes les sciences physiques : combien n'est-il pas de vérités qu'on ne saurait transmettre par des discours ou par des paroles, et qu'il faut, pour ainsi dire, conquérir par une longue pratique de l'art! » (Ouv. cité, t. II, p. 19.) Vous diagnostiquez avec votre longue pratique sans pouvoir vous servir des théories que vous professez.

Mais prenons des textes précisément dans vos antinomies,

dans vos inqualifiables accusations! Vous dites : « Certes, on n'aura jamais une idée de la *dartre squameuse humide*, ni de la *dartre squameuse lichénoïde*, tant qu'on leur assignera les mêmes caractères; dans la *dartre squameuse humide* elle-même, prise isolément, on ne verra qu'une certaine période d'une inflammation, qui peut cependant revêtir des formes élémentaires diverses et constituer des maladies qu'il est tout à fait important de distinguer. » (Ouv. cité, p. 20.)

Arrêtons-nous un instant et tâchons de débrouiller l'obscurité probablement calculée de cette phrase. Que voulez-vous dire? Qu'il est impossible de se faire une idée des dartres squameuses humides et lichénoïdes tant qu'on les groupera dans un même ordre. Mais, précisément, nous soutenons qu'elles doivent figurer dans le même genre, et qui plus est que l'une se transforme assez souvent en l'autre. Est-ce à votre point de vue que vous parlez, c'est-à-dire qu'elles n'ont pas les mêmes éléments anatomiques? Mais souvent, très-souvent, la squameuse humide n'a pas vos éléments, puisqu'elle ne présente point de vésicules, et alors vous ne devez pas la reconnaître.

Pour nous, au contraire, l'une a toujours des écailles et de l'humidité, l'autre a constamment des écailles sèches, et c'est bien suffisant pour caractériser leur variété. Que voulez-vous donc dire? Que la dartre squameuse humide n'est qu'une inflammation ; mais vous plaisantez : vous ne voudriez pas soutenir longtemps un pareil paradoxe, qui mériterait un article spécial. Voulez-vous soutenir que la dartre squameuse humide peut revêtir des formes élémentaires qu'il est très-important de distinguer ? Montrez-nous ces formes? Toujours elles présentent les nôtres, et fort rarement les vôtres! Voulez-vous spécifier toutes les nuances qu'elles prennent et en faire autant de maladies ? mais alors chaque malade constituerait une nouvelle affection, parce qu'il est prouvé dans l'histoire de la médecine que, de même que toutes nos figures sont différentes, de même il n'y a point de maladies exactement semblables. C'est l'A B C de la médecine, puisque Baglivi a pu dire, depuis longtemps, qu'il n'y avait pas de pneumonies, mais seulement des pneumoniques. Vous prétendiez ainsi simplifier l'étude des maladies de la peau, mais vous rendriez impossible la connaissance des dermatoses !

Enfin, l'assertion que vous émettez qu'on ne peut se faire une idée de ces deux maladies en les rassemblant est si étrange, que je pourrais citer des exemples que je réserve pour un autre travail ; mais cette fois je répondrai par les paroles et les faits que renferment les auteurs. M. Hardy s'exprime ainsi : « Dans la marche de l'eczéma (*herpes squamosus madidans*) nous noterons encore la tendance à s'étendre, ce qui, du reste, est un caractère des dartres... (p. 38.) L'eczéma fendillé vient donner un démenti à la classification anatomique des maladies de la peau. Dans cette forme, en effet, il n'y a ni vésicules, ni vésico-pustules, l'épiderme se sèche, se fendille, se creuse d'une multitude de petites fissures... (p. 46.) Nous devons noter, en outre, une augmentation des rides de la peau et des gerçures assez profondes, qui donnent à cette affection *la plus grande ressemblance avec le lichen*... (p. 56.) Parmi les éruptions cutanées qui coexistent le plus fréquemment avec l'eczéma, nous trouvons d'abord le *pityriasis* (*herpes furfuraceus volatilicus*), qui survient d'ordinaire à la fin de la maladie. Il se présente sous la forme d'une desquamation très-légère, En raison de leur concomitance si fréquente, nous nous sommes demandé si ces deux affections n'étaient pas une seule et même maladie, à une époque différente de son évolution, et nous croyons cette opinion parfaitement soutenable. » (p. 62.) C'est la seule qu'on puisse soutenir, comme nous le prouverons plus tard.

« Le lichen coïncide aussi très-souvent avec l'eczéma ; l'association de ces deux éruptions est quelquefois tellement intime, qu'il est très-difficile, pour ne pas dire impossible, de les dis'inguer. » (*Ibid.*, *Leçons sur les maladies de la peau.*)

Tous ces phénomènes dermatologiques ne sont pas des complications, mais des transformations, comme va le prouver une remarquable observation d'Alibert, et comme le prouvait déjà Lorry par ces paroles : « *Nam morbi omnes etsi affines inter se et ex eâdem oriundi prosopiâ plus gradu et nomine differunt quàm naturâ.* » (*De morbis cutaneis*, art. IV, p. 295, in-4°.)

Alibert cite avec les plus grand détails l'histoire d'un malheureux qui souffrait cruel'ement d'une *dartre squameuse humide*, qui finit par se transformer en *lichénoïde*. « Une matière ichoreuse et roussâtre s'échappait continuellement de son corps, couvert d'écailles ; on essuyait et on absorbait l'humidité avec des linges qui s'y collaient et y adhéraient sans cesse... Le visage se chargeait d'écailles, il devenait rouge comme une écrevisse bouillie. « Souvent, disait-il, la douleur me réveille en sursaut ; elle est si aiguë qu'il me semble avoir sur la jambe ou ailleurs une étrille de fer rougie au feu qui me déchire et me brûle tout à la fois. » Alors, il avait beau vouloir se contenir, ses ongles recommençaient malgré lui leur office...

« Après six ans d'un pareil supplice, la maladie changea de forme ; la peau cessa d'être rouge et aussi enflammée que de coutume ; elle devint dure, coriace et presque insensible ; les épaules, le dos, le tronc, l'abdomen, se couvrirent de ces lichens que les anciens considéraient comme une sorte de lèpre. Le malade se plongeait à chaque instant dans des bains oléagineux, pour se dégager de ces plaques écailleuses qui avaient la résistance de l'ivoire, et qui, lorsqu'elles se séparaient du derme, ne tardaient pas à se reproduire. Quand il ôtait ses vêtements pour se montrer à mes élèves, on eût pris son corps pour le tronc d'un vieux arbre tapissé de mousses parasites.

« Voilà, poursuit Alibert, un exemple frappant d'une maladie qui a passé de l'état eczémateux, qui la rendait humide et fluente, à l'état lichénoïde, qui la rendait sèche et invétérée. Il est donc évident que tous ces phénomènes qui signalent les phases de cette éruption formidable dérivent de la même cause et constituent la même affection. » (Ouv. cité., t. II, p. 49 et 50.)

J'observe en ce moment un vieillard, un confrère, qui eut, il y a deux ans, une dartre squameuse humide aux deux jambes, tellement vive, que le derme était entièrement dépouillé, et les sécrétions ichoreuses si abondantes, que le renouvellement de l'épiderme n'avait pas le temps de se former en écailles. Ses jambes semblaient être le siége d'un vaste vésicatoire en suppuration. Malgré cette violente acuité, il finit par guérir, et sa peau ne conserva aucune trace de l'affection jusqu'à ce moment, où la maladie a repris sur les mêmes régions, mais avec un tout autre caractère. La peau est un peu rouge, sans aucune excrétion ; sèche, rugueuse par le fendillement de l'épiderme, qui se renouvelle par écailles. Ce n'est pas encore une lichénoïde, mais c'est une squameuse sèche, c'est-à-dire à un certain degré de transition qui peut parvenir à la lichénoïde, ce qui confirme toujours que ces maladies, de nature identique, ont entre elles et sur les mêmes sujets des nuances infinies, sans pour cela être des maladies différentes. Et MM. Cazenave et Schedel prétendent qu'on ne peut se faire une idée de la dartre squameuse humide et de la lichénoïde, lorsqu'elles se transforment par des variétés infinies et des degrés insensibles ! Est-ce l'unité de leur système qui leur montre les faits de cette manière ?

Alibert aurait-il péché encore à l'égard d'une unité quelconque, lorsqu'il a inspiré les phrases suivantes à ces messieurs : « D'une autre part nous trouvons dans cette classification des éruptions entièrement identiques rangées dans des espèces différentes; ainsi la *dartre furfuracée arrondie* est tellement analogue, sous tous les rapports, à la dartre squameuse lichénoïde qu'elle reconnaît les mêmes éléments, suit la même marche, réclame les mêmes moyens de traitement, enfin ne diffère absolument que par la forme de ses plaques, et peut tout au plus, dans ces cas, constituer une variété. » (Ouv. cit., p. 20).

Décidément, vous nous faites une querelle d'Allemand ! Décidément vous avez enfourché l'absurde ! Quoi ! nous avons séparé la *dartre furfuracée arrondie de la lichénoïde!* mais elles sont dans le même groupe, constituent le même genre : *herpes*, le genre ; *squamosus* ou *furfuraceus*, l'espèce ; *circinatus* ou *lichenoïdes*, la variété.

A qui en avez-vous donc? qui voulez-vous tromper ici ? Ce n'est pas que nous réunissions ces maladies, comme vous, par leurs efflorescences, que vous nommez si improprement lésions élémentaires ; nous les réunissons, au contraire, par leurs racines pathogéniques que nous découvrons :

1° Dans leur action de s'étendre, de ramper ;

2° Dans leurs desquamations épidermiques plus ou moins prononcées suivant leur genre, leur période, leur ancienneté ;

3° Dans leur ténacité ;

4° Dans leur résistance analogue au traitement ;

5° Dans leur repullulation fréquente, pour ne pas dire constante ;

6° Souvent dans leur mode orbiculaire identique, centrifuge ; n'y a-t-il pas des *herpes squamosus centrifugax ?*

7° Dans le même genre de prurit fatigant et persistant;

8° Dans leur même sécheresse ;

9° Dans leur triste faculté héréditaire ;

10° Je ne dirai pas dans leur arthritidinité ! je crée ce mot, que M. Hardy pourra trouver un peu barbare, mais nous verrons cela une autre fois.

Sommes-nous justiciables de ce que les willanistes confondent les écailles avec les furfures? Sommes-nous responsables de leurs erreurs, de leurs témérités? Quoi! vous confondez les écailles et les furfures, parce que vous les appelez squames, lorsque, depuis Aétius d'Amide, Paul d'Egine, jusqu'à Lorry et Sauvages, tout le monde les a distinguées. Sommes-nous responsables de ce que vous voulez à tout prix, contre toute raison, confondre les *squamœ piscium* avec les *furfuracœ corpusculœ*, que tous les auteurs s'efforcent de différencier? Rondelet, qui était aussi naturaliste, et qui, pour le dire en passant, vint pratiquer non loin de nous, à Pertuis, vers 1540, où, pour ne pas mourir de faim, il fut obligé de donner des leçons de grammaire à des enfants; qui quitta le pays, fut le médecin du cardinal François de Tournon, retourna à Montpellier, où il devint professeur royal, et mourut grand chancelier de l'Université; Rondelet, qui consacre un chapitre à la distinction des écailles et des furfures, dit expressément : *Prœterea major est squama quam furfur capitis quia cuticula est illic magis continua.* (Gulielmi Rondeletti *Meth. curand. morb.*, cap. II, p. 15, 1601.)

Plenck, qui écrivit peu après Lorry, que malheureusement Willan n'a pas assez copié, n'appelait pas la dartre furfuracée arrondie lèpre, mais il s'exprime nettement à ce sujet : *Lepra est morbus in quo cutis prœsertim faciei rugosa et aspera evadit, atque tuberibus magnis rubrolividis et rimosis deformatur, cum extremorum artuum insensibilitate et voce raucâ nasali.* Pareillement, Plenck connaît la valeur des furfures, et, à l'exemple d'Archigène, de Tagault, de Lorry, il dépeint très-bien la dartre furfuracée arrondie sous le nom d'impetigo, que vous avez encore transposé, et il en parle en ces termes : *Est macula solitaria, rubra, aspera, sicca, admodum pruriens qui in tenuissimum furfurem solvitur.* (*Doctrina de morb. cut.*, p. 27 ; édit. Sec., Vienne, 1783.)

Sommes-nous responsables de ce que vous avez voulu confondre les écailles et les furfures pour les besoins de votre malencontreuse classification ? N'y a-t-il pas des caractères assez prononcés entre les furfures et les squames ou écailles : les furfures qui en grattant légèrement le tégument s'en vont en poussière, *furfuracæ corpusculæ*, tandis que les squames sont bien plus grandes, *cuticula magis continua ?* Les écailles de la dartre lichénoïde sont, de plus, attachées fortement à la peau d'un côté, tandis qu'elles se recoquillent de l'autre, ce qui, par leur multiplicité et la diversité de leur implantation, représente l'aspect et la rudesse des lichens ; écailles qui, d'ailleurs, ont la résistance de l'ivoire, dit Alibert : je dirai moins élégamment de la corne, dont elles ont quelquefois la transparence, tandis que les furfures ont la matité blanche du son.

Vous sied-il bien à vous de dire que nous avons séparé des maladies analogues par le traitement qu'elles réclament lorsque effrontément vous associez : la scarlatine, l'urticaire, avec la peliose hémorrhagique ; la gale avec la variole ; la variole avec le favus ; la vitiligue avec la dartre rongeante ; le frambœsia avec le varus ? Il est vrai que depuis la classification d'Alibert vous vous êtes ravisé et que vous avez un peu modifié cette classification de Willan, si commode à tripoter, tellement elle est factice, artificielle, insignifiante.

J'en atteste les innombrables modifications auxquelles elle se prête, depuis Rayer jusqu'à celles de MM. Baumès,

Isensée, Wilson, Devergie, Hebra, etc. Elles ont toutes le
même vice radical. Sous prétexte d'un point de départ
anatomique, qui n'existe pas ou d'une manière éphémère,
chacun éparpille les maladies à son gré. Dès lors, on ne
trouve aucun fil conducteur pour arriver au traitement. On
voit des cadres qui renferment certaines maladies, se tou-
chant très-mal par un rapport anatomique, souvent imagi-
naire, et s'éloignant par dix autres : la nature, la marche,
le pronostic et la thérapeutique. Encore ce rapport est tellement forcé, tellement variable, fugace, qu'il n'est maintes
fois possible de le saisir que par la bonne volonté de l'imagi-
nation : témoin l'aveu de M. Martins, lorsque, pour parvenir
au diagnostic, il dit : « C'est en ayant recours à l'une des no-
tions les plus simples de l'esprit humain, la notion de cause
à effet. Je vois sur un membre des squames larges, humides
à leur face interne, reposant sur une peau rouge, à épiderme
très-fin, recouvert d'un suintement roriforme ; j'affirme que
la maladie est un eczéma, car on voit *constamment* (c'est le
contraire) de semblables squames succéder aux vésicules
qui existaient d'abord. » (Thèse cit., p. 23.)

J'ai donc eu raison de dire que, lorsque les lésions pré-
tendues élémentaires n'existaient pas, vous les supposiez
et, qu'en définitive, vous diagnostiquiez avec notre méthode, en professant hardiment que votre système facilite
le diagnostic. Et vous appelez cela être grave ?

Ceci peut s'adresser à toutes les classifications, quelles
qu'elles soient, qui prennent pour base l'anatomie pathologique. L'histologie de la peau, son anatomie pathologique,
malgré les recherches de divers auteurs sont si incomplètes,
il y a tant de rapports intimes entre les tissus et les organes constituant la peau, qu'il ne sera probablement jamais
possible de distinguer la part plus ou moins grande que
chacun en particulier prend à l'affection, si ce n'est quelques
exceptions que nous n'avons pas été les derniers à signa-

ler. Mais nous n'avons jamais vu dans ces altérations anatomiques les moyens ou les motifs d'y trouver les principes d'une classification. Au reste, ce qu'il y a de curieux, c'est de voir Gibert adopter la classification anatomique des maladies de la peau de Willan, et dans une thèse de concours pour la chaire de clinique, thèse fort savante, comme tout ce qui est sorti de sa plume, nous voyons Gibert déclarer : « que de ce seul fait bien établi par les aveux de ceux qui se sont le plus occupés d'études anatomiques, et qui ont attaché le plus d'importance à ces études, *qu'il y a des maladies dans lesquelles l'anatomie pathologique ne peut donner aucune donnée positive, on est en droit de conclure que cette branche de la pathologie ne peut servir de base unique à aucune classification.* » Précisément, Gibert parlait ainsi pour répondre à cette question qui lui était échue : Jusqu'à quel point l'anatomie pathologique peut-elle servir de base à une classification des maladies? (Thèse, p. 42, 1833.)

Nous n'aurons donc pas à examiner l'une après l'autre toutes ces classifications. Elles pèchent toutes par leur côté originel; par conséquent, le débat reste toujours entre Willan et notre maître. Et sans rappeler que Bateman et Samuel Plumbe avaient déjà modifié cette classification, nous revenons à l'accusation étrange que nous font MM. Cazenave et Schedel, de séparer la *dartre furfuracée arrondie et la squameuse lichénoïde,* si analogues par leur traitement. Nous avons montré combien portait à faux cette accusation sous le point de vue nosologique; nous ajouterons maintenant que nous avons toujours professé que ces maladies réclamaient un traitement intérieur identique, parce que nous leur reconnaissons une pathogénie analogue, commune d'ailleurs à toutes celles que renferme le genre herpès, mais nous avons été forcés de varier quelquefois notre traitement extérieur. Pendant que les pommades au goudron modifient très-bien les dartres squameuses lichénoïdes ordinaires, les lichénoïdes centrifuges exigent souvent des cautérisations de nitrate d'argent (cette pierre céleste, au lieu d'infernale, disait Alibert), au sulfate de cuivre, avec l'acide phénique pur ou mitigé avec la gly-cérine, tandis que la *dartre furfuracée arrondie* résiste quelquefois aux pommades au goudron, au goudron glycé-riné, et se trouve mieux des pommades au calomelas, aux iodures de mercure. On peut se rappeler encore à l'hôpi-tal Saint-Louis un nommé Chapsal, scribe public, qui avait subi plusieurs fois un traitement arsenical dans les salles de Biett. La dartre furfuracée arrondie qu'il portait ne céda qu'à des frictions de pommades au protoiodure de mercure longtemps continuées et a été *la plus belle* espèce que j'ai jamais vue par la saillie et l'étendue de ses cercles.

Je m'exprime ainsi pour étendre autant que possible la bio-graphie d'Alibert, que mon condisciple, **M. Beaugrand**, a un peu trop raccourcie. Il portait l'enthousiasme, le pittoresque, si vous voulez, au sujet des maladies de la peau jusqu'à qua-lifier des adjectifs les plus redondants les cas remarquables des dermatoses. Que de fois ne l'avons-nous pas vu traîner dans son carrosse, à côté de lui, quelques pauvresses qu'il avait rencontrées sur son chemin, pour nous les amener et montrer à ses élèves les affections qu'elles portaient! Il ne s'astreignait pas à l'exergue de son blason : *pro rege vi-gilant;* ses trois coqs veillaient aussi pour les malheureux, pour ses élèves et pour les dermatoses. Un jour que je tra-vaillais chez lui, dans le fond de sa bibliothèque, je le vois arriver traînant une dame qui venait le consulter, et lui relever les robes, sans autre préambule, pour me montrer une péliose qui affectait ses membres inférieurs. Ceci rap-pelle un fait de Desault, qui jeta assez brusquement sur un lit, devant tous ses élèves, une femme qui venait le consulter pour une maladie de matrice. Celle-ci, intimidée par tout ce monde, se mit à pleurer. Desault comprit qu'il était allé trop vite, et dit aussitôt à cette femme : « Avez-vous des filles ?—Oui, monsieur !—Eh bien, la maladie que vous avez est héréditaire, je ne pourrai pas les soigner parce que je suis vieux, ce sera quelqu'un de ces messieurs ; il faut donc qu'ils apprennent à connaître votre maladie. » Cette femme se résigna aussitôt, mais la dame que m'amena Alibert comprit tout de suite l'intention de mon maître et ne trouva rien d'inconvenant au procédé.

Ceci dit de cet excellent maître, revenons à notre Chapsal. Sa dartre, qui avait repullulé plusieurs fois, était très-ancienne et rebelle ; les cercles qui la constituaient étaient très-grands, les uns étaient centrifuges, les autres étaient pleins, *guttata*, comme les appelaient Willan et Biett. Partant cet homme avait à la fois la *lepra vulgaris* et le *psoriasis guttata*, distinction si ridicule ou si absurde de la forme d'une seule maladie, qui a fait dire à un élève de Biett, notre condisciple M. Martins, déjà si souvent cité : « Le genre lepra, que Willan avait établi pour désigner les cercles qui se joignent en s'agrandissant, ne saurait subsister, car la *lepra vulgaris* n'est qu'une terminaison du *psoriasis guttata*. Je pourrais appuyer cette opinion d'un grand nombre de faits recueillis dans le service de M. Biett et de l'autorité de M. le baron Alibert, du professeur Wolf, de Berlin, et du docteur Schœnlin. » (Ouv. cit., p. 39.) « L'une de ces formes, dit M. Baumès, passe facilement à l'autre, et il n'y a aucune espèce de différence dans l'aspect général, dans la marche, l'étiologie, le pronostic, la facilité ou la difficulté de guérison, la nature du traitement interne ou externe. C'est donc bien mal à propos qu'on a voulu établir une distinction avec les dénominations si différentes de lèpre vulgaire et de psoriasis. »

(Ouv. cit., t. I, p. 55.) Or les plaques de la dartre furfuracée arrondie de Chapsal, pleines ou centrifuges, étaient
très-proéminentes, hyperplasiées, et les pommades au
protoiodure furent seules capables de les résoudre.

Nous venons de voir comment les willanistes font d'une
seule et même affection deux maladies ! Qui sait comment
ils auraient nommé la dartre que nous allons présenter,
pour montrer que le traitement varie comme la forme, suivant les sujets ? Ici, il n'y avait ni cercles ni gouttes, et cependant c'était une dartre furfuracée, arrondie. Un monsieur d'une soixantaine d'années, dans nos pays, portait
depuis trente ans une dartre furfuracée arrondie, tellement
invétérée que tous les anneaux, les cercles, s'étaient joints
et ne formaient plus qu'une carapace depuis le cou jusqu'aux malléoles. Chose merveilleuse, la figure, les mains
et les pieds n'en portaient aucune trace. Un dermatologiste
peu exercé l'aurait peut-être prise pour une lichénoïde, tellement, lors de son intégrité, les furfures étaient accumulées
sur une certaine épaisseur. Ce qui la distinguait, c'était non-
seulement les furfures farineuses qui se détachaient au grat-
tage, mais encore ce fait que la dartre au cou, aux mains,
aux pieds, cessait tout à coup, sur le tégument sain, par
modes arrondis. Les bains alcalins, les pommades au calomelas, au précipité blanc, en amenèrent la résolution, et,
chose bien remarquable, cette dartre ne reparut que plu-
plusieurs années après et très-incomplétement, par des
plaques étendues superficiellement, sans formes détermi-
nées, qui n'auraient pu être caractérisées que par cette
variété : *herpes furfuraceus volatilicus.*

Voilà encore une preuve de la transformation de ces maladies, qui tirent leur origine d'une même cause, plus ou
moins active, suivant l'individu, suivant les circonstances
au milieu desquelles il se trouve, suivant les traitements
qu'il a subis, etc.; aussi terminerons-nous en disant encore

avec notre maître : « La méthode des rapports, celle que nous suivons, a cet avantage particulier sur les autres, qu'elle peut étendre tous les points de vue, qu'elle montre les phénomènes de plus haut, qu'elle sépare ce qui doit être séparé, qu'elle rapproche ce qui doit être rapproché. (*Ibid*, t. I, p. 423.)

Ajoutons, pour servir d'antithèse, ce que disait déjà un Anglais, avant l'engouement des Français pour la classification de Willan : « On ne peut tirer de cette classification un seul principe utile et immédiatement applicable à la pratique médicale. Cela exige de la part de l'élève, même le plus zélé, beaucoup d'efforts et de travail pour en extraire le grain de la paille. » (Samuel Plumbe, *To select the grain from the chaff*, citation de M. Baumès, avant-propos, p. 9.)

www.ingramcontent.com/pod-product-compliance
Ingram Content Group UK Ltd.
Pitfield, Milton Keynes, MK11 3LW, UK
UKHW020051100726
13658UKWH00004B/1680